NOTE MINISTÉRIELLE DU 19 OCTOBRE 1890

RELATIVE

AUX MÉDICAMENTS ET AU MATÉRIEL

Que les corps de troupe sont autorisés à tirer

DES

ÉTABLISSEMENTS DU SERVICE DE SANTÉ

POUR

L'APPROVISIONNEMENT DES INFIRMERIES RÉGIMENTAIRES

2ᵉ ÉDITION

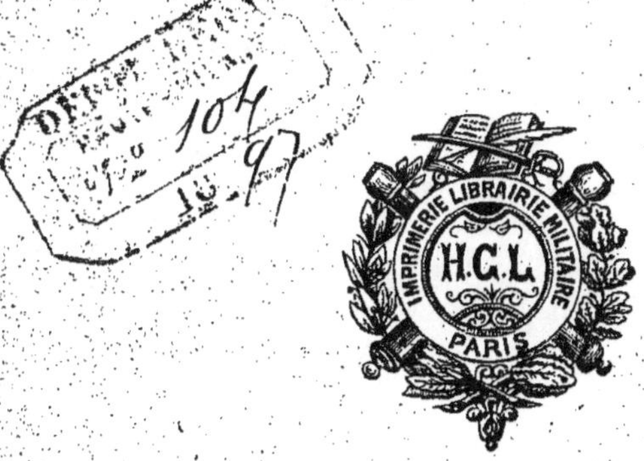

PARIS

HENRI CHARLES-LAVAUZELLE

Éditeur militaire

11, PLACE SAINT-ANDRÉ-DES-ARTS, 11

(Même maison à Limoges.)

1897

NOTE MINISTÉRIELLE DU 19 OCTOBRE 1890

RELATIVE

AUX MÉDICAMENTS ET AU MATÉRIEL

Que les corps de troupe sont autorisés à tirer

DES

ÉTABLISSEMENTS DU SERVICE DE SANTÉ

POUR

L'APPROVISIONNEMENT DES INFIRMERIES RÉGIMENTAIRES

NOTE MINISTÉRIELLE DU 19 OCTOBRE 1890

RELATIVE

AUX MÉDICAMENTS ET AU MATÉRIEL

Que les corps de troupe sont autorisés à tirer

DES

ÉTABLISSEMENTS DU SERVICE DE SANTÉ

POUR

L'APPROVISIONNEMENT DES INFIRMERIES RÉGIMENTAIRES

2ᵉ ÉDITION

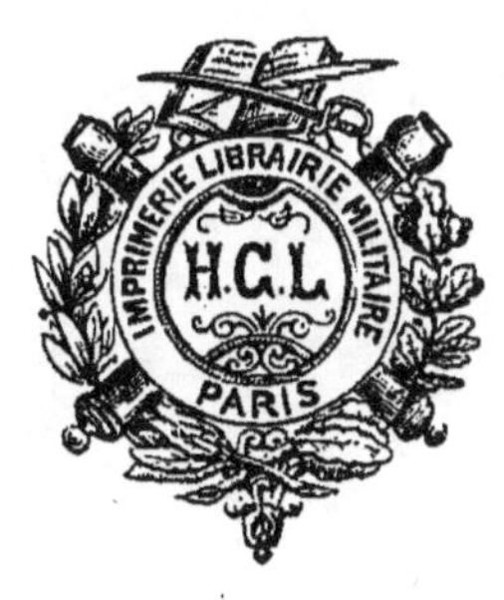

PARIS

Henri CHARLES-LAVAUZELLE

Éditeur militaire

11, Place Saint-André-des-Arts, 11

(Même maison à Limoges.)

1897

NOTE MINISTÉRIELLE DU 19 OCTOBRE 1890

RELATIVE

AUX MÉDICAMENTS ET AU MATÉRIEL

Que les corps de troupe sont autorisés à tirer.

DES

ÉTABLISSEMENTS DU SERVICE DE SANTÉ

POUR

L'APPROVISIONNEMENT DES INFIRMERIES RÉGIMENTAIRES

Afin d'assurer l'exécution des prescriptions du décret portant règlement sur le service de santé à l'intérieur, et par application des dispositions de la nouvelle nomenclature générale du matériel du service de santé, le Ministre a décidé que les corps de troupe se conformeront désormais aux prescriptions suivantes pour l'approvisionnement des infirmeries régimentaires.

I. — L'extrait ci-joint de la nomenclature générale du matériel du service de santé remplace celui qui était annexé à la note ministérielle du 17 avril 1889, laquelle est abrogée.

II. — Le décret précité trace les règles à suivre pour l'établissement des demandes trimestrielles de matériel. Les directeurs du service de santé doivent veiller avec le plus grand soin à ce qu'elles ne comportent que les objets présumés nécessaires, et ils comparent, à cet effet, les quantités demandées aux quantités existantes ; *ces dernières doivent toujours être indiquées sur l'état de demande (modèle annexé au règlement sur le service de santé à l'intérieur).*

Conformément aux prescriptions de ce règlement, il sera établi, en double expédition, des demandes spéciales séparées : l'une pour les médicaments, réactifs et accessoires à provenir des pharmacies, l'autre pour le matériel de pansement et le matériel à fournir par les magasins.

Toutefois, les objets et instruments pour la vaccination animale, ainsi que les tables de nuit, seront toujours compris sur une demande spéciale, qui sera soumise à l'approbation du Ministre.

III. — Les quantités inscrites dans la nomenclature en regard de chaque médicament ne sont qu'approximatives. Elles peuvent ne pas être atteintes, de même qu'elles peuvent être dépassées. Mais, dans ce dernier cas, le médecin chef de service devra toujours indiquer les motifs qui rendent cette augmentation nécessaire. Dans le cas où cette formalité ne serait pas remplie, le directeur du service de santé fixera d'office la quantité à allouer.

Afin de faciliter le travail des expéditions, il est recommandé de ne porter sur les demandes que des chiffres représentant, autant que possible, des multiples ou des sous-multiples des fixations réglementaires pour un trimestre : l'obligation d'indiquer les restants n'entraîne pas celle de demander *exactement* la différence entre ces restants et les fixations réglementaires.

IV. — Les récipients vides et les matériaux d'emballage seront restitués aux établissements livanciers, toutes les fois que les frais d'expédition seront inférieurs à la valeur de ces objets.

Les récipients devront toujours être propres, en parfait état et prêts à être utilisés. Les frais de transport des objets reconnus inutilisables seront mis à la charge des expéditeurs.

Pour éviter les envois trop fréquents, les réexpéditions ne devront avoir lieu que lorsque le poids ou le volume du matériel à expédier atteindra un chiffre convenable ; mais on n'attendra jamais qu'il y ait accumulation excessive du matériel.

V. — Dans le but d'éviter les accidents et de prévenir toute méprise dans l'exécution du service, il convient de placer chaque médicament dans le récipient qui lui est assigné par la nomenclature. *Ce matériel spécial de contenants n'a aucun rapport avec le matériel d'expédition* : il sert à la manutention des médicaments dans le service de l'infirmerie. Ces récipients doivent toujours être revêtus d'une étiquette indiquant la tare du contenant, et, en grosses lettres, le nom de la substance (1). Si celle-ci est destinée à l'usage externe, on ajoute une étiquette rouge orangé.

VI. — Les substances toxiques énumérées dans le tableau ci-après sont toujours placées dans le compartiment fermant à clef dont sont pourvues les armoires à médicaments ; les prescriptions des articles 3 et 4 de la note sur la tenue de l'armoire aux poisons, insérée dans le formulaire pharmaceutique, page 265, leur sont applicables.

VII. — Les bandages herniaires, les bas élastiques les lunettes, les suspensoirs en tricot, etc., nécessaires aux militaires, seront délivrés par les hôpitaux militaires et hospices civils dans

____

(1) Les hôpitaux militaires sont, de leur côté, tenus d'inscrire la tare sur les récipients d'expédition.

les conditions déterminées par le règlement sur le service de santé.

VIII. — Les médecins chefs de service devront, quand les locaux le permettront, faire procéder au blanchissage à l'économie du linge à pansement de l'infirmerie, au moyen des lessiveuses introduites dans la nomenclature. La lessiveuse sans foyer sera employée lorsqu'elle pourra s'adapter aux fourneaux de l'infirmerie.

Les quantités de savon et de cristaux de soude à employer pour le lessivage de 1 kilogramme de linge à pansement sont approximativement de :

> Cristaux de soude : 50 à 70 grammes.
> Savon : 25 à 30 grammes.

IX. — Pour diminuer autant que possible les frais de transport, les corps de troupes stationnés dans les garnisons dépourvues d'hôpital militaire sont autorisés à se procurer directement, par voie d'achat sur place, les matières et objets suivis de la lettre A, lorsque ce prix d'achat ne dépassera pas le prix ministériel inscrit dans la nomenclature.

X. — Le matériel de mobilisation dont les corps sont détenteurs doit toujours être tenu au complet et en bon état d'entretien. Les médecins chefs de service devront procéder à des échanges réguliers entre le matériel de la réserve de guerre et celui du service courant, en se conformant aux dispositions du règlement sur le service de santé.

Dans le cas de besoin, des demandes supplémentaires devront être faites pour que ces approvisionnements de réserve soient complétés.

XI. — Les corps de troupe devront classer leur matériel de réserve sous les numéros ci-après de la nomenclature générale du matériel du service de santé :

XV	Chargement de voitures médicales régimentaires.........		
XVI	Equipement de l'infirmier régimentaire de troupes à pied.		
XVII	Rouleau de secours aux asphyxiés.....................		
XVIII	Sac d'ambulance		A décompter aux prix des tableaux indicatifs de la composition de ces unités.
XIX	Sacoches d'ambulance (paire de)......................		
XXII	Cantines médicales (paire de)........................		
XXIV	Chargement de voiture à 2 roues pour le transport des blessés.		
XXIX	Musette à pansement.................................		
XXX	Paniers de réserve de pansement pour le service régimentaire (paire de)		
17	26	Trousse d'infirmier...............................	21fr75
71 {	33	Brancard articulé avec bretelles (à hampes se repliant sur elles-mêmes). *Spécial aux troupes de montagne*..........	30f »
	34	Brancard avec bretelles	25 »
	36	Brassard de neutralité pour sous-officier et soldat..........	0 50
73 {	1	Bâche pour brancards ou couvertures (pour 4 brancards)....	22 »
	2	Bâche pour brancard articulé (pour 1 brancard)............	12 »

XII. — Lorsqu'ils changent de garnison, les corps de troupe se conforment aux prescriptions du règlement sur le service de santé pour le matériel et les médicaments de l'infirmerie régimentaire ; mais ils emportent le matériel de mobilisation dont ils sont détenteurs, à l'exception de celui qui appartient à l'armée territoriale, qui doit être pris en charge par le corps arrivant.

XIII. — Les médicaments et objets qui existent dans les infirmeries régimentaires et qui ne sont pas compris dans la nouvelle nomenclature seront inscrits avec des lettres A, B, C, etc., à la suite des numéros détaillés dont ils peuvent être rapprochés ; ils seront utilisés jusqu'à épuisement ou jusqu'à ce que leur mise hors de service ait été prononcée.

XIV. — Les directeurs du service de santé sont chargés d'assurer l'exécution de ces dispositions, notamment en ce qui concerne les échanges entre le service courant et la réserve de guerre.

TABLEAU indiquant les substances toxiques qui doivent être renfermées dans le compartiment fermant à clef de l'armoire aux poisons.

1	5. Acide azotique du commerce. 9. — chlorhydrique pur. 10. — chromique cristallisé. 44. Alcoolé d'extrait d'opium. 78. Antimoine. Emétique pulvérisé. 79. — Kermès officinal (Cluzel). 82. Argent. Azotate d'argent cristallisé. 87. Atropine. Sulfate. 112. Caustique à l'azotate d'argent fondu (Pierre infernale). 118. Caustique de Vienne, en poudre. 129. Chloroforme anesthésique. 132. Cocaïne (Chlorhydrate). 186. Extrait d'opium (en pilules). 277. Mercure. Calomel à la vapeur. 281. — Protoiodure de mercure. 287. Morphine. Chlorhydrate. 320. Plomb. Sous-acétate de plomb liquide. 423. Solution de sublimé corrosif concentrée, au 10e. 428. — phéniquée concentrée, à 1/2. 465. Zinc. Sulfate de zinc officinal.
2	7. Granule d'acide arsénieux à 1 milligramme.

TABLEAU

indiquant les médicaments, objets de pansement et matériel que les conseils d'administration des corps de troupe sont autorisés à tirer des établissements du service de santé pour les besoins des infirmeries régimentaires.

(Mis en concordance avec les prescriptions ministérielles des 15 février 1894 et 30 octobre 1896 et avec les modifications apportées à la nomenclature générale du service de santé.)

Nota. — Les médecins des corps de troupe sont tenus de ne porter sur leurs demandes que des quantités fixes en nombres ronds, déterminées à la première partie du tableau suivant (quantités pouvant être demandées pour trois mois), entre lesquelles ils choisiront celles qui répondent le mieux aux besoins à prévoir. Dans les cas exceptionnels où la quantité maxima sera insuffisante, elle devra être augmentée de l'une des quantités fixes et l'on expliquera le motif de cet excédent dans la colonne des observations. Il est expressément rappelé à cette occasion que les médecins chefs de service doivent toujours se rendre un compte exact des restants avant de procéder à l'établissement de leurs demandes de médicaments, afin d'éviter toute majoration d'approvisionnement.

N° som.	Dénomination som.	N° dét.	Dénomination dét.	Unité réglem.	Prix min. (fr. c.)	Quantités fixes — pouvant être	— pour	Tés fixes — demandées	— 3 mois	Désignation des contenants (A)	N° d'ordre som.	N° d'ordre dét.	Observations
1	Médicaments (au poids)	3	Acide acétique ordinaire	Kil.	3 »	» 060	» 030	»	»	Flacon ouverture ordinaire, bouché à l'émeri, de 12 centilitres	30	101	100 grammes de vinaigre contiennent approximativement 15 grammes d'acide acétique ordinaire.
		5	— azotique du commerce	Id.	» 50	» 100	» 050	»	»	Id. de 25 centilitres	30	100	
		7	— borique cristallisé	Id.	1 50	1 »	» 750	» 500	» 250	Flacon dit poudrier, de 2 litres	30	115	
		9	— chlorhydrique pur	Id.	» 80	» 200	» 100	» 050	»	Flacon ouverture ordinaire, bouché à l'émeri, de 25 centilitres	30	100	
		10	— chromique cristallisé	Id.	10 »	» 010	» 005	»	»	Flacon large ouverture, id., de 3 centilitres	50	91	
		11	— chrysophanique	Id.	50 »	» 030	» 030	» 010	»	Flacon dit poudrier, de 12 centilitres	30	121	
		20	— tartrique cristallisé	Id.	5 »	» 200	» 100	» 050	»	Id. de 50 centilitres	30	119	
		23	Alcool à 95° ... A	Id.	4 50	1 500	1 200	» 800	» 400	Flacon ouverture ordinaire, bouché à l'émeri, de 1 litre	30	97	
		28	— dénaturé ... A	Id.	2 »	1 500	1 200	» 800	» 400	Id. de 1 litre	30	97	En Corse, en Algérie et en Tunisie, il n'y a pas lieu d'employer l'alcool dénaturé.
		30	Alcoolat de mélisse composé	Id.	5 »	» 100	» 050	»	»	Id. de 25 centilitres	30	100	
		32	Alcoolé aromatique	Id.	3 50	» 300	» 200	» 100	»	Id. de 50 centilitres	30	99	
		35	— de badiane	Id.	5 »	» 100	» 050	»	»	Id. de 25 centilitres	20	100	
		38	— de camphre concentré	Id.	4 40	» 800	» 400	» 200	»	Id. de 1 litre	30	97	Il ne sera plus délivré d'alcoolé de camphre étendu. L'alcoolé de camphre concentré ne sera employé qu'après avoir été étendu ainsi qu'il suit : Alcoolé de camphre concentré ... 0k250 / Alcool à 93° ... » 341.5 / Eau ... » 408.5 / Alcoolé de camphre étendu ... 1k000
		40	— de cannelle	Id.	6 »	» 400	» 200	» 100	»	Id. de 50 centilitres	30	99	
		44	— d'extrait d'opium	Id.	12 »	» 200	» 100	» 050	»	Id. de 25 centilitres	30	100	
		46	— d'iode	Id.	7 70	» 600	» 400	» 200	» 100	Id. de 1 litre	30	97	
		51³	— de Panama (pour usages médicinaux)	Id.	4 »	» 800	» 400	»	»	Id. de 1 litre	30	97	Ne sera accordé que sur demande spéciale.
		52	— de quinquina gris	Id.	4 30	1 600	1 200	» 800	» 400	Id. de 1 litre	30	97	
		61	Alumine. Alun pulvérisé	Id.	» 40	» 500	» 300	» 200	» 100	Flacon dit poudrier, de 1 litre	30	117	
		63	Amadou	Id.	5 »	» 050	» 030	» 010	»	Id. de 1 litre	30	117	
		66	Ammoniaque liquide ... A	Id.	» 50	» 200	» 100	[illegible]	»	Flacon ouverture ordinaire, bouché à l'émeri, de 25 centilitres	30	100	
		78	Antimoine. Émétique pulvérisé	Id.	4 80	» 005	» 002	»	»	Flacon dit poudrier, de 6 centilitres	30	122	
		79	— Kermès officinal (Cluzel)	Id.	10 »	» 030	» 030	» 010	»	Id. de 12 centilitres	30	121	
		82	Argent. Azotate d'argent cristallisé	Id.	130 »	» 010	» 005	»	»	Flacon large ouverture, bouché à l'émeri, de 3 centilitres	30	91	Flacon en verre jaune.
		87	Atropine. Sulfate	Id.	700 »	» 0005	» 0002	»	»	Flacon dit poudrier, de 1 centilitre	30	124	
		98	Bismuth. Sous-azotate	Id.	20 »	1 »	» 750	» 500	» 250	Id. de 1 litre	30	117	
		107	Camomille romaine. Fleur	Id.	2 »	» 250	» 100	»	»	Boîte en fer-blanc pour 1 kilog. de sulfate de quinine	30	31	

(A) Voir le § V des prescriptions de la note ministérielle ci-dessus.

Tarif — Médicaments (au poids) *(suite)*. — Unité sommaire : Numéro **1**, Dénomination : **Médicaments (au poids)** *(suite)*.

Numéro	Dénomination (par unité détaillée)	Unité réglementaire	Prix ministériel (fr. c.)	Quantités pouvant être pour		Quantités demandées 3 mois		Désignation des contenants	N° unité sommaire	N° unité détaillée	Observations
112	Caustique à l'azotate d'argent fondu (pierre infernale)	Kil.	140 »	» 020	» 010	». 005	»	Flacon large ouverture, bouché à l'émeri, de 12 centilitres	30	89	
118	Caustique de Vienne, en poudre	Id.	1 »	» 030	» 010	»	»	Id. de 6 centilitres	30	90	
120	Chloroforme anesthésique	Id.	6 »	» 250	» 150	» 060	»	Flacon ouverture ordinaire, bouché à l'émeri, de 12 centilitres	30	101	Flacon en verre jaune.
132	Cocaïne. Chlorhydrate	Id.	800 »	» 005	» 008	» 001	»	Flacon dit poudrier, de 3 centilitres	30	123	
135	Collodion	Id.	5 »	» 100	» 050	»	»	Flacon ouverture ordinaire, bouché à l'émeri, de 25 centilitres	30	100	
137	Copahu	Id.	7 »	4 »	8 »	2 »	1 »	Id. de 1 litre	30	97	
144	Crésyl (Créoline)	Id.	1 50	5 »	8 »	1 »	»	Dans le récipient d'origine			
146	Cuivre. Sulfate de cuivre	Id.	» 90	2 »	1 »	» 500	» 250	Pot cylindrique, en grès vernissé, de 2 litres	30	178	Nota. — Les pots en grès sont couverts avec une broche en liège.
154	Eau distillée	Id.	» 10	1 »	» 500	»	»	Flacon ouverture ordinaire, bouché à l'émeri, de 1 litre	30	97	
156	Eau distillée de laurier-cerise	Id.	1 »	» 250	» 100	»	»	Id. de 25 centilitres	30	100	
169	Éponge fine (pour la chirurgie)	Id.	45 »	» 020	» 010	» 005	»	Bocal pour fleurs et racines, de 1 lit.	30	27	Couvert avec une capsule.
176	Éther sulfurique alcoolisé	Id.	4 »	» 150	» 100	» 050	»	Flacon ouverture ordinaire, bouché à l'émeri, de 25 centilitres	30	100	
177	— rectifié	Id.	3 »	» 100	» 050	»	»	Id. de 25 centilitres	30	100	
186	Extrait d'opium	Id.	90 »	» 020	» 015	» 010	» 005	Etui en fer-blanc, pour pilules	5	10	Sera délivré en pilules de cinq centigrammes.
190	— de réglisse gommé	Id.	4 »	2 »	1 500	1 »	» 500	Pot cylindrique, en grès vernissé, de 2 litres	30	178	
198	Fer: Perchlorure de fer liquide	Id.	» 70	» 100	» 050	»	»	Flacon dit goulot, de 25 centilitres	30	110	Bouchon en caoutchouc.
200	— Sulfate de fer du commerce	Id.	» 20	5 »	3 »	2 »	1 »	Pot cylindrique, en grès non vernissé, de 10 litres	30	171	
202	— Tartrate de fer et de potasse	Id.	6 »	» 050	» 030	» 010	»	Flacon dit poudrier, de 12 centilit.	30	121	
214	Glycéré de sucrate de chaux	Id.	» 60	» 500	» 250	» 100	»	Flacon dit goulot, de 1 litre	30	107	
215	Glycérine officinale	Id.	2 »	1 »	» 600	» 300	» 150	Flacon ouverture ordinaire, bouché à l'émeri, de 1 litre	30	97	
216	Glyzine	Id.	10 »	1 500	1 »	» 500	» 250	Flacon dit poudrier, de 1 litre	30	117	
220	Gomme du Sénégal	Id.	5 »	2 »	1 »	» 500	» 250	Pot cylindrique en grès vernissé de 2 litres	30	178	
222	Goudron de bois .... A.	Id.	» 40	» 500	» 250	»	»	Id. de 1 litre	30	179	
229	Huile camphrée	Id.	2 »	1 800	1 200	» 900	» 450	Flacon ouverture ordinaire, bouché à l'émeri, de 1 litre	30	97	
232	— de cade vraie	Id.	1 20	» 200	» 100	»	»	Id. de 25 centilitres	30	100	
235	— de foie de morue	Id.	1 50	5 »	3 »	2 »	1 »	Id. de 1 litre	30	97	
238	— d'olive .... A.	Id.	2 50	» 200	» 100	»	»	Id. de 25 centilitres	30	100	
239	— de ricin	Id.	1 60	» 400	» 250	» 100	»	Id. de 50 centilitres	30	99	
241	— lourde de houille émulsionnée au panama	Id.	» 50	10 »	5 »	2 »	»	Bouteille en verre noir, de 5 litres	30	38	
249	Iodoforme pulvérisé	Id.	55 »	» 100	» 050	» 020	»	Flacon dit poudrier, de 25 centilitres	30	120	Flacon en verre jaune.
262	Lin : semence .... A.	Id.	» 67	3 »	2 »	1 »	»	Pot cylindrique, en grès non vernissé, de 6 litres	30	172	
265	Magnésie. Sulfate de magnésie	Id.	» 20	10 »	6 »	4 »	2 »	Id. en grès vernissé, de 10 litres	30	175	
277	Mercure. Calomel à la vapeur	Id.	9 »	» 050	» 030	» 010	»	Flacon dit poudrier, de 6 centilit.	30	122	

The columns grouped under **QUANTITÉS FIXES pouvant être demandées pour 3 mois** are the four numeric columns (Quant. 1–4). The columns grouped under **NUMÉROS d'ordre par** are *unité sommaire* and *unité détaillée*. Prices are in fr. c.

N° (unité sommaire)	Dénomination (unité sommaire)	N° (unité détaillée)	Dénomination (unité détaillée)	Unité réglementaire	Prix ministériel	Quant. 1	Quant. 2	Quant. 3	Quant. 4	Désignation des contenants	N° d'ordre unité sommaire	N° d'ordre unité détaillée	Observations
1	Médicaments (au poids).... (suite).	281	Mercure. Protoiodure de mercure	Kil.	19 »	» 015	» 010	» 005	»	Flacon de 12 centilitres	30	121	Sera délivré en pilules de vingt-cinq milligrammes.
		285	Miel blanc. A.	Id.	1 50	1 500	1 »	» 500	»	Pot de pharmacie, avec couvercle, de 1 litre	30	181	
		287	Morphine. Chlorhydrate	Id.	300 »	» 002	» 001	» 0005	»	Flacon dit poudrier, de 3 centilitres	30	123	
		303	Orge mondé. A.	Id.	» 40	10 »	6 »	4 »	2 »	Pot cylindrique, en grès non vernissé, de 10 litres	30	171	
		313²	Pilules de quinine (chlorhydrate basique) à 1 décigr...	Id.	130 »	» 020	» 010	»	»	Etui en fer-blanc, pour pilules	5	10	Ne seront accordées qu'après épuisement complet des approvisionnements de sulfate de quinine.
		314	Pilules de sulfate de quinine, à 1 décigramme	Id.	110 »	» 020	» 010	»	»	Id.	5	10	
		320	Plomb. Sous-acétate de plomb liquide	Id.	» 40	1 »	» 600	» 300	»	Flacon dit goulot, de 1 litre	30	107	40 grammes pour 1.000 gr. d'eau blanche.
		327	Pommade antipsorique	Id.	2 30	2 »	1 »	» 500	»	Pot de pharmacie avec couvercle, de 1 litre	30	181	
		329	— mercurielle	Id.	5 »	» 500	» 250	» 100	»	Id. de 1 litre	30	181	
		331	Potassium. Azotate de potasse	Id.	» 70	» 250	» 100	»	»	Flacon dit poudrier, de 50 centilitres	30	119	
		333	— Bromure de potassium	Id.	6 »	» 200	» 100	» 050	»	Id. de 25 centilitres	30	120	
		335	— Chlorate de potasse	Id.	2 »	» 500	» 300	» 100	»	Id. de 50 centilitres	30	119	
		339	— Iodure de potassium	Id.	32 »	» 500	» 300	» 200	» 100	Id. de 50 centilitres	30	119	
		340	— Permanganate de potasse	Id.	3 50	» 200	» 100	»	»	Id. de 25 centilitres	30	120	
		343	— Savon vert. A.	Id.	» 50	5 »	3 »	1 »	»	Pot cylindrique en grès vernissé, de 6 litres	30	176	
		344	— Silicate de potasse	Id.	» 50	2 »	1 »	» 500	»	Bouteille en verre noir, non bouchée, de 2 litres	30	41	
		345	Poudre d'amidon	Id.	» 80	1 »	» 500	» 250	»	Flacon dit poudrier, de 1 litre	30	117	
		347	— de camphre	Id.	5 50	» 100	» 050	»	»	Id. de 25 centilitres	30	120	
		359	— d'ipécacuanha	Id.	20 »	» 250	» 150	» 100	» 050	Id. de 50 centilitres	30	119	
		362	— de lin	Id.	» 70	3 »	2 »	1 »	»	Pot cylindrique en grès, vernissé, de 6 litres	30	176	
		363	— de moutarde	Id.	» 90	2 »	1 »	» 500	»	Id. de 4 litres	30	177	
		365	— de poivre cubèbe	Id.	13 »	1 500	1 »	» 500	»	Id. de 2 litres	30	178	
		371	— de réglisse n° 1	Id.	1 20	» 250	» 100	»	»	Flacon dit poudrier, de 50 centilitres	30	119	
		373	— de rhubarbe	Id.	6 »	» 100	» 050	»	»	Id. de 25 centilitres	30	120	
		389	Riz. A.	Id.	» 60	3 »	2 »	1 »	» 500	Pot cylindrique en grès, non vernissé de 4 litres	30	173	
		403²	Sinapisme liquide	Id.	15 »	» 050	» 025	»	»	Flacon dit goulot, de 6 centilitres	30	112	Ne sera accordé qu'après épuisement complet des approvisionnements de papier sinapisé.
		413	Sodium. Bicarbonate de soude	Id.	» 40	» 500	» 250	» 100	»	Flacon dit poudrier, de 1 litre	30	117	
		414	— Borate de soude	Id.	1 30	» 100	» 050	»	»	Id. de 25 centilitres	30	120	
		415	— Carbonate de soude (cristaux). A.	Id.	» 20	5 »	3 »	1 »	»	Pot cylindrique en grès, vernissé, de 6 litres	30	176	
		417	— Salicylate de soude	Id.	24 »	» 150	» 100	» 050	»	Flacon dit poudrier, de 25 centilitr.	30	120	

N° (par unité sommaire)	Dénomination (par unité sommaire)	N° (par unité détaillée)	Dénomination (par unité détaillée)	Unité réglementaire	Prix ministériel (fr. c.)	Quantités fixées pouvant être demandées pour 3 mois	Quantités fixées demandées 3 mois (Infirmeries régimentaires)	Désignation des contenants	N° d'ordre (unité sommaire)	N° d'ordre (unité détaillée)	Observations
1	Médicaments (au poids)... (suite).	422	Solution de quinine au 20e : Chlorhydrate basique	Kil.	7 50	1 » » 500	» »	Flacon ouverture ordinaire, bouché à l'émeri, de 1 litre	30	97	Ne sera accordé qu'après épuisement complet des approvisionnements de sulfate de quinine.
		423	Solution de sublimé corrosif concentrée, au 10e	Id.	1 50	1 » » 750	» 500 » 250	Id. de 50 centilitres	30	99	Chaque centimètre cube de la solution contient 1 décigramme de sublimé.
		424	Solution de quinine, au 20e sulfate (modifié)	Id.	7 »	1 » » 750	» 500 » 250	Id. de 1 litre	30	97	
		425	Solution de Van Swieten	Id.	» 30	1 » » 500	» »	Id. de 1 litre	30	97	
		428	Solution phéniquée concentrée, à 1/2	Id.	3 60	2 » 1 500	1 » » 500	Id. de 1 litre	30	97	Deux centimètres cubes de la solution contiennent 1 gr. d'acide phénique.
		429	Son de froment A.	Id.	» 30	4 » 2 »	1 » »	Pot cylindrique en grès non vernissé, de 10 litres	30	171	
		430	Soufre en canons (pour désinfections) A.	Id.	» 20	5 » 3 »	1 » »	Id. de 6 litres	30	172	
		441	Tanin	Id.	7 »	» 100 » 050	» 020 »	Flacon dit poudrier, de 25 centilitr.	30	120	
		446	Thé de Chine	Id.	6 50	1 » » 750	» 500 » 200	Id. de 1 litre	30	117	
		448	Tilleul : fleur	Id.	2 »	1 » » 500	» 250 »	Boîte en chêne, petite	30	30	
		452	Vaseline blanche	Id.	2 50	2 » 1 »	» 500 »	Pot de pharmacie avec couvercle, de 1 litre	30	181	
		463	Zinc. Chlorure de zinc liquide (pour désinfections)	Id.	» 30	10 » 5 »	2 » »	Bouteille en verre noir, de 5 litres	30	38	
		465	Sulfate de zinc officinal	Id.	2 »	» 050 » 030	» 010 »	Flacon dit poudrier, de 12 centilitr.	30	121	
2	Médicaments (au nombre)..	1	Capsule d'huile éthérée de fougère mâle, à 5 décigrammes (1)	Nomb.re	» 10	» 100 » 60	40 » 20	Flacon dit poudrier, de 1 litre	30	117	Ne seront prescrites qu'à titre exceptionnel.
		1²	Capsule de copahu	Id.	» 03	» 800 » 400	» »				
		2	Cataplasme Lelièvre	Id.	» 15	» 60 6 ou un	multiple de 6				
		7	Granule d'acide arsénieux à 1 milligramme (1)	Id.	» 01	1 000 100 —	— de 100	Bocal pour fleurs et racines, de 1 litre	30	27	Couvert avec une capsule. (Ces 3 substances seront placées dans le même bocal.)
		14	Papier sinapisé (la feuille)	Id.	» 05	» 50 25 —	— de 25				(1) Délivrés par flacon de 100.
		16	Taffetas anglais (bande de 10 centimètres sur 5)	Id.	» 10	1 » »	» »				
3	Médicaments (au mètre)...	1	Baudruche gommée, de 0m,10 de largeur	Mètre	» 70	1 » »	» »	Etui en fer-blanc pour 4 mètres de sparadrap	5	11	Ne seront accordés qu'après épuisement complet des approvisionnements de sparadrap emplastique de diachylon gommé et de sparadrap emplastique mercuriel.
		2	Percaline agglutinative de 0m,10	Id.	» 20	2 » »	» »	Id.	5	11	
		3¹	Sparadrap caoutchouté mercuriel de 0m,20 de large	Id.	2 »	2 » 1 »	» »	Id.	5	11	
		3³	Sparadrap caoutchouté simple de 0m,20 de large	Id.	1 »	2 » 1 »	» »	Etui en fer-blanc pour 2 mètres de sparadrap, en 0m,20	5	12	
		4	Sparadrap emplastique de diachylon gommé, de 0m,20	Id.	» 50	4 » »	» »				
		6	Sparadrap emplastique mercuriel, de 0m,20	Id.	» 80	1 » »	» »				
		7	Sparadrap emplastique révulsif de thapsia, de 0m,20	Id.	» 80	1 » »	» »				
		8	Sparadrap emplastique vésicant sur toile cirée, de 0m,22	Id.	2 30	1 » »	» »				

Infirmeries régimentaires.

DÉNOMINATION ET CLASSIFICATION DES MATIÈRES ET OBJETS — PAR UNITÉ SOMMAIRE — Numéro	Dénomination	PAR UNITÉ DÉTAILLÉE — Numéro	Dénomination	UNITÉ réglementaire	PRIX ministériel (fr. c.)	QUANTITÉS pouvant être pour		TÉS FIXES demandées 3 mois		DÉSIGNATION DES CONTENANTS	NUMÉROS d'ordre par — unité sommaire	unité détaillée	OBSERVATIONS
4	Accessoires de pharmacie (au poids)….	6	Papier parchemin…………	Kil.	3 »	»	500	»	»				
		1	Boîtes en sapin, assorties.. A.	Nombre	1 10 le cent	»	25	»	»				
		2	Bouchon de liège, grand…. A.	Id.	2 80 le cent	»	25	»	»	……………………			Un certain nombre de ces bouchons pourront être demandés paraffinés.
		3	— petit…… A.	Id.	1 50 le cent	»	50	»	»	……………………			
		7	Etiquettes à bocaux non imprimées, blanches ou rouge orangé, de 9, de 11 et de 13 centimètres………………	Id.	1 50 le cent	suivant les besoins							
		8	Etiquettes passe-partout blanches ou rouge orangé, de 6, de 8 et de 10 centimètres…..	Id.	» 50 le cent	suivant les besoins							
5	Accessoires de pharmacie (au nombre)..	10	Etui en fer-blanc, pour pilules.	Id.	» 10	2	»	»	»				
		11	— pour 4 mètres de sparadrap en 0m,20….	Id.	» 45	1	»	»	»				
		12	— pour 2 mètres de sparadrap en 0m,20….	Id.	» 35	1	»	»	»				
		14	Fiole à médecine (verre blanc ou jaune) de 250 millilitres.	Id.	» 10	10	»	»	»	……………………			Ces fioles seront utilisées comme poudriers pour l'expédition des médicaments aux infirmeries.
		15	— de 125 millilitres.	Id.	» 08	30	»	»	»	……………………			
		16	— de 60 millilitres.	Id.	» 06	20	»	»	»	……………………			
		17	— de 30 millilitres.	Id.	» 05	10	»	»	»	……………………			
		18	Pain azyme rond……………	Id.	» 30 le cent	100	»	»	»				
		20	Papier à filtrer ordinaire, blanc ou gris. ………………	Id.	» 60 la main	1	»	»	»				
		24	Papier bulle, dit à enveloppes. A.	Id.	» 50 la main	1	»	»	»				
		26	Papier rouge orangé, gommé, pour étiqueter les médicaments dangereux……… ……	Id.	2 » la main	1/4	»	»	»	…………………			à feuilles.
7	Réactifs et accessoires de laboratoire (au poids)………	97	Réactif cupro sodique………	Kil.	3 50	»	100	»	»	Flacon, dit goulot, de 12 centilitres	30	111	Bouchon en caoutchouc.
		109	Sodium, Soude caustique à la chaux………………	Id.	2 »	»	010	»	»	Id……………………	30	111	En solution au dixième. Bouchon en caoutchouc.

| DÉNOMINATION ET CLASSIFICATION DES MATIÈRES ET OBJETS | | | | UNITÉ réglementaire. | PRIX ministériel. | QUANTITÉS FIXES pouvant être demandées pour 3 mois. | | | | DÉSIGNATION DES CONTENANTS. | NUMÉROS d'ordre par unité sommaire. | unité détaillée. | OBSERVATIONS. |
| PAR UNITÉ SOMMAIRE. | | PAR UNITÉ DÉTAILLÉE. | | | | | | | | | | | |
Numéro	Dénomination.	Numéro	Dénomination.										
					fr. c.								
8	Réactifs et accessoires de laboratoire (au nombre)......	1	Agitateur en verre...........	Nombre	» 10	4	»	»	»	....	»	»	Pour le perchlorure de fer, la liqueur cupro-sodique et la soude caustique en solution au 1/10°.
		4	Bouchon en caoutchouc de 19 à 5mm de diamètre intérieur...	Id.	» 30	3	»	»	»				
		18	Papier tournesol bleu ou rouge.	Id.	» 15 le cahier	2	»	»	»				
		22	Tube fermé, pour essais, de 16 centimètres de long, sur 15 millimètres de diamètre	Id.	1 » la dizne	10	»	»	»				
		23	Valet en paille tressée	Id.	» 50	2	»	»	»				
10	Matières et objets de pansement (au poids)........	4	Talc de Venise en poudre.....	Kil.	» 50	1 000	» 500	» 250	»	Flacon dit poudrier, de 1 litre	30	117	Passé au tamis fin.

DÉNOMINATION ET CLASSIFICATION DES MATIÈRES ET OBJETS

PAR UNITÉ SOMMAIRE.		PAR UNITÉ DÉTAILLÉE.		UNITÉ règlementaire.	PRIX ministériel.	QUANTITÉS fixes constituant l'approvisionnement d'une infirmerie.	OBSERVATIONS.
Numéro	Dénomination.	Numéro	Dénomination.		fr. c.		
9	Matières et objets de pansement (au nombre).	1	Bandage carré	Nombre	» 70	4	
		2	— de corps	Id.	1 20	4	
		3	— en T	Id.	» 90	2	
		4	— triangulaire	Id.	» 40	2	
		9	Bande roulée, en flanelle, de 3m sur 0m,05	Id.	» 70	4	
		10	— — de 5m sur 0m,07	Id.	1 30	4	
		17	— en toile, de 3m sur 0m,03	Id.	» 20		
		18	— — de 3m sur 0m,04	Id.	» 20		
		19	— — de 3m sur 0m,05	Id.	» 25		
		20	— — de 3m sur 0m,055	Id.	» 25	Suivant	
		21	— — de 3m sur 0m,06	Id.	» 25	les	
		22	— — de 4m,50 sur 0m,085	Id.	» 30	besoins.	
		24	Compresse en toile, grande	Id.	» 25		
		25	— — moyenne	Id.	» 15		
		26	— — petite	Id.	» 10		
		27	Coton cardé supérieur (paquet de 0k,500)	Id.	2 »	8	Enveloppé de papier imperméable.
		28	Coton hydrophile (paquet de 0k,250)	Id.	2 »	2	Idem.
		31	Drap en toile pour pansements, grand	Id.	6 »	2	
		32	— — petit (demi-drap)	Id.	3 »	4	
		33	Drap fanon en toile, pour cuisse	Id.	1 50	4	
		34	— pour jambe	Id.	» 60	4	
		35	Echarpe quadrilatère en toile	Id.	1 »	4	
		36	— triangulaire en toile	Id.	» 60	4	
		37	Epingle à pansement	Id.	» 50 (le cent)	Suivant les besoins.	
		44	Soie à ligatures, antiseptique (bobine de)	Id.	1 50	1	Du n° 0 ou 3; bobine de 20 mètres.
		47	Suspensoir en toile	Id.	» 90	10	
		92	Tube à drainage en caoutchouc, feuille mackintosh, de 1m de long	Id.	1 »	2	Non perforé. Des n°s 8 et 10 de la filière métrique.
10	Matières et objets de pansement (au poids).	1	Charpie ordinaire (1)	Kilog.	4 »	Suivant les besoins.	(1) Il est recommandé de stériliser la charpie par la chaleur et de l'antiseptiser au fur et à mesure des besoins, en la plongeant dans une solution antiseptique préparée extemporanément (soit solution bichlorurée au 1/1000, soit solution phéniquée au 1/20, etc.). Il ne sera plus délivré de charpie quand les approvisionnements actuellement existants seront épuisés. Nota. — Les paquets comprimés de charpie restant à confectionner pour les remplacements ne seront plus fournis antiseptisés. Les demandes établies à cet effet ne devront comprendre que de la charpie comprimée ordinaire.
		3	Coton cardé pour rembourrage	Id.	2 50	5	
11	Tissus pour pansements.	2	Gaze à pansement apprêtée, en 0m,65 de large	Mètre.	» 20	10	
		3	— non apprêtée, en 0m,70 de large	Id.	» 15	10	
		6	Tissu imperméable pour alèzes, en 0m,80 de large	Id.	3 70	6	On commencera par délivrer, en remplacement de ce tissu, toute la gutta-percha laminée et tout le taffetas gommé qui seront disponibles dans les approvisionnements (jusqu'à épuisement).
		7	— pour pansements, en 1m,20 de large	Id.	2 50	10	

DÉNOMINATION ET CLASSIFICATION DES MATIÈRES ET OBJETS

Par unité sommaire — Numéro	Par unité sommaire — Dénomination.	Par unité détaillée — Numéro	Par unité détaillée — Dénomination.	Unité réglementaire.	Prix ministériel.	Quantités fixes constituant l'approvisionnement d'une infirmerie.	Observations.
					fr. c.		
12	Objets accessoires pour pansements..	3	Bassin à pansement réniforme, en cuivre nickelé	Nombre	7 »	1	
		6	— en porcelaine pour instruments, moyen	Id.	8 »	1	
		8	Bocal pour urine ou liquides pathologiques, de 2 litres	Id.	2 »	1	Gradué de 100 en 100 centimètres cubes.
		11	Boîte en fer-blanc, avec couvercle, grande	Id.	6 »	1	Pour renfermer les matières antiseptiques.
		12	— — petite	Id.	4 »	1	Idem.
		15	Compte-gouttes à tube de caoutchouc, pour instillations	Id.	» 25	2	
		18	Cuvette à pansement en fer battu étamé, grande .... A.	Id.	1 »	2	
		23	Irrigateur Eguisier de 1 litre	Id.	10 »	1	
		28	Lacs en treillis avec boucle	Id.	» 25	10	
		33	Œillère en verre	Id.	» 25	5	
		36	Papier imperméable (feuille de)	Id.	» 20	Suivant les besoins.	
		38	Pinceau en blaireau pour pansements, petit .... A.	Id.	» 50	5	
		40	Ruban métrique ..... A.	Id	» 30	1	
		44	Seringue en étain de 50 centilitres	Id.	7 »	1	
		46	— en verre pour injections avec étui	Id.	» 15	Suivant les besoins.	
		47	Ventouse en verre, grande ..... A.	Id.	» 30	4	
		48	— moyenne ..... A.	Id.	» 25	8	
		49	— petite ..... A.	Id.	» 20	4	
13	Appareils et objets pour fractures (au nombre)......	2	Appareil Raoult pour la cuisse, avec ailerons, côté droit	Nombre	4 »	1	En zinc laminé n° 12.
		3	— — côté gauche	Id.	4 »	1	
		4	Deslongchamps pour la jambe	Id.	3 »	2	
		34	Bandage à fracture pour avant-bras	Id.	2 »	1	
		35	— pour bras	Id.	2 »	1	
		36	— pour cuisse	Id.	10 »	1	
		37	— pour jambe	Id.	6 »	1	
		41	Cerceau à fracture, moyen ..... A.	Id.	1 30	4	
		51	Coussin matelassé pour gouttière de — bras et avant-bras, côté droit	Id.	1 30	1	
		52	— côté gauche	Id.	1 30	1	
		59	cuisse et jambe, côté droit	Id.	3 »	1	
		60	— côté gauche	Id.	3 »	1	
		64	jambe	Id.	2 50	1	
		65	Coussin ordinaire, grand	Id.	1 20	2	N'est garni qu'au moment du besoin.
		66	— moyen	Id.	» 80	2	Idem.
		67	— petit	Id.	» 60	2	Idem.
		71	Gouttière en fil de fer pour — bras et avant-bras, côté droit	Id.	1 50	1	
		72	— côté gauche	Id.	1 50	1	
		83	cuisse et jambe, côté droit, grande	Id.	3 »	1	
		84	— — petite	Id.	2 75	1	
		85	— côté gauche, grande	Id.	3 »	1	
		86	— — petite	Id.	2 75	1	
		92	jambe	Id.	2 »	2	

DÉNOMINATION ET CLASSIFICATION DES MATIÈRES ET OBJETS

Par unité sommaire — Numéro	Par unité sommaire — Dénomination	Par unité détaillée — Numéro	Par unité détaillée — Dénomination	Unité réglementaire	Prix ministériel (fr. c.)	Quantités fixes constituant l'approvisionnement d'une infirmerie	Observations
16	Appareils de prothèse et d'orthopédie	7	Béquille à sabot mobile en caoutchouc, moyenne (1)	Nombre	8 »	2	(1) Les béquilles de l'ancien modèle, seront, jusqu'à épuisement des quantités existantes, délivrées en remplacement de celles du modèle réglementaire.
		9	Béquillon	Id.	1 »	2	
18	Instruments et objets composant les boîtes du nouvel arsenal chirurgical	28	Bande en caoutchouc, pour l'hémostase chirurgicale, petite	Nombre	2 50	1	
		106	Cautère conique	Id.	2 50	1	
		112	— olivaire, courbe	Id.	2 50	1	
		169	Davier à manche quadrillé, courbe	Id.	3 50	1	
		170	— — droit	Id.	3 50	1	
		179	Echelle typographique	Id.	3 »	1	
		187	Epingle à suture	Id.	» 50 (le cent)	Suivant les besoins	Grosses, moyennes ou fines (de 70, 60, 50 ou 40 centièmes de millimètre de diamètre).
		225	Lancette à saigner	Id.	1 »	1	
		226	— à vacciner	Id.	1 »	5	
		247	Manche à cautère	Id.	4 75	1	
		266	Ophthalmoscope mobile (dans une boîte en gainerie)	Id.	16 »	1	
		270	Otoscope simple, de Toynbée (tube en caoutchouc)	Id.	3 50	1	
		295	Pince courbe, pour racines	Id.	9 »	1	
		324	Poire de Politzer, avec tube en caoutchouc olive et canule conique	Id.	10 »	1	
		394	Sonde d'Itard, en argent	Id.	4 50	1	
		407	Spéculum de Politzer, en argent (paire de) des nᵒˢ 1 et 2	Id.	9 »	1	
		1	Abaisse-langue	Nombre	3 50	1	
		3	Aiguilles à suture (paquet de 12)	Id.	3 »	1	Courbes et demi-courbes. Assorties.
		15	Burin courbe pour nettoyer les dents	Id.	2 »	1	
21	Instruments et objets indépendants des boîtes de l'arsenal chirurgical	16	Canule à trachéotomie, à plaque ordinaire, avec mandrin conducteur de Krishaber, du nᵒ 2	Id.	15 »	1	(voir tableau ci-dessous)
		18	— nᵒ 5	Id.	18 »	1	
		28	Curette tranchante de Volkmann, nᵒ 6	Id.	7 »	1	Pour la récolte de la pulpe vaccinale de génisse. Réservée aux infirmeries qui pratiquent la vaccination animale.
		33	Excavateur courbe pour les dents	Id.	2 »	1	
		34	Feuille à température	Id.	1 » (le cent)	Suivant les besoins	
		36	Fil d'argent moyen (rouleau de 0m,50)	Id.	1 »	1	De 0m,0005 d'épaisseur.
		37	— fin	Id.	» 50	1	De 0m,0003 d'épaisseur.
		38	Fouloir à pointe dentée pour les dents	Id.	2 »	1	
		39	Grattoir légèrement courbe pour les dents	Id.	2 »	1	
		41	Gutta-percha pour obturer les dents (boîtes de)	Id.	7 »	1	Comprenant 1 boîte de gutta-percha pour obturation provisoire et 1 boîte plus petite de gutta-percha pour obturation définitive.

Tableau inséré dans les observations (canule à trachéotomie) :

Numéro de la canule d'après le catalogue	Taille approximative de l'opéré	Diamètre de l'orifice interne de la canule interne du côté le plus étroit	Longueur de la canule	Poids des 2 canules en argent (sans le mandrin) l'argent est à 900 millièmes
2	0m,90 (1ʳᵉ enfance)	0m,004	0m,050	8 gr. 03
3	1m,50 (jeunes gens)	0m,007	0m,065	15 gr. 62

DÉNOMINATION ET CLASSIFICATION DES MATIÈRES ET OBJETS

PAR UNITÉ SOMMAIRE.		PAR UNITÉ DÉTAILLÉE.		UNITÉ réglementaire.	PRIX ministériel.	QUANTITÉS fixes constituant l'approvisionnement d'une infirmerie.	OBSERVATIONS.
Numéro	Dénomination.	Numéro	Dénomination.				
					fr. c.		
21	Instruments et objets indépendants des boîtes de l'arsenal chirurgical (suite)..	43	Miroir pour les dents............	Nombre	6 »	1	
		44	Pelote compressive de Larrey, ovale............	Id.	» 50	2	
		56	Seringue de Pravaz en argent, à serrage............	Id.	20 »	1	Avec 2 aiguilles droites et une canule courbe pour le point lacrymal.
		58	— en caoutchouc durci, grande, avec 2 canules....	Id.	15 »	1	Pouvant contenir 100 cent. cubes de liquide corrosif.
		61³	— stérilisable pour sérothérapie	Id.	10 »	1	Ne sera accordée qu'aux infirmeries des garnisons dépourvues d'hôpital militaire, d'hospice mixte ou d'hospice civil proprement dit.
		62	Sonde pour les dents............	Id.	2 »	1	
		63	Spéculum en buis, n° 2............	Id.	6 »	1	
		65	Stéthoscope ordinaire en bois............	Id.	1 50	1	
		68	Thermomètre à alcool, pour les salles............	Id.	1 50	4	
		71	— médical............	Id.	5 »	3	Gradué au 10° de 32° à 44°. Dans un étui nickelé.
		72	Tube de Faucher avec entonnoir............	Id.	14 »	1	
23	Instruments et objets pour la vaccination.	1	Aiguille à vaccination, à talon bouclé............	Nombre	» 25	5	Pouvant être montée sur la pince à verrou.
		2	Lancette à manche pour la vaccination des génisses......	Id.	2 50	2	Réservée aux infirmeries qui pratiquent la vaccination animale.
		3	Muselière en osier avec courroies, pour les génisses... A.	Id.	5 »	1	Idem.
		4	Pince de Chambon, pour la vaccination animale............	Id.	5 »	4	Idem.
		5	Table pour la vaccination animale............ A.	Id.	100 »	1	A bascule et à échancrure, munie d'une courroie abdominale à une boucle de 2 mèt. sur 0ᵐ,09, et de 2 lanières en cuir de 3 mèt. sur 0ᵐ,02. — Ne sera accordée que très exceptionnellement. Dans ce cas, elle devra être, autant que possible, confectionnée sur place.
		6	Tube capillaire pour la lymphe vaccinale humaine........	Id.	2 » (le cent)	50	
		7	Tube destiné à la récolte de la lymphe vaccinale de génisse	Id.	3 » (le cent)	50	Tube cylindrique terminé par deux extrémités effilées.
		8	Tube pour vaccin de génisse à l'état de pulpe glycérinée...	Id.	3 » (le cent)	25	Tube cylindrique à fermer avec un bouchon.
		9	— — — pulvérisée...	Id.	2 50 (le cent)	25	Tube cylindrique muni d'un étranglement à fermer soit à la lampe, soit avec un bouchon.
26	Lunettes et accessoires...	1	Disque optométrique.	Nombre	35 »	1	
27	Sondes, bougies, canules et accessoires.	1	Bougie en gomme, à 2 boules, exploratrice............	Nombre	1 50	4	Des nᵒˢ 6, 7, 8 et 9 de la filière métrique.
		15	Sonde en caoutchouc rouge, à œil travaillé, de 0ᵐ,32 (de Nélaton)............	Id.	1 »	3	Des nᵒˢ 13, 15 et 17 de la filière métrique.
		20	Sonde en gomme, conique, avec olive............	Id.	2 »	4	Des nᵒˢ 10, 12, 14 et 16 de la filière métrique.
29	Appareils et instruments de physique et de chimie......	34	Ballon non tubulé, de 25 centilitres et au-dessous........	Nombre	» 20	2	
		219	Pince en bois pour matras............	Id.	» 80	1	
		246	Support en bois pour 12 tubes à essai............	Id.	2 »	1	
		280	Verre à expérience, avec bec de 250 grammes............	Id.	» 50	1	
		231	— — — 125 grammes............	Id.	» 40	2	
		282	— — — 60 grammes et au-dessous.	Id.	» 30	2	

Des nᵒˢ 6, 7, 8 et 9 / 13, 15 et 17 / 10, 12, 14 et 16 de la filière métrique : Renfermées dans 1 boîte pour sondes et bougies uréthrales en fer-blanc.

			DÉNOMINATION ET CLASSIFICATION DES MATIÈRES ET OBJETS			

DÉNOMINATION ET CLASSIFICATION DES MATIÈRES ET OBJETS

Numéro (par unité sommaire)	Dénomination (par unité sommaire)	Numéro (par unité détaillée)	Dénomination (par unité détaillée)	Unité réglementaire	Prix ministériel (fr. c.)	Quantités fixes constituant l'approvisionnement d'une infirmerie	Observations
		27	Bocal pour fleurs et racines, de 1 litre....................	Nombre	» 30	2	
		30	Boîte en chêne petite.....................	Id.	4 50	1	
		31	Boîte en fer-blanc pour 1 kilog. de sulfate de quinine,.....	Id.	» 75	1	
		38	Bouteille en verre noir, non bouchée, de 5 litres...........	Id.	0 60	Suivant les besoins.	
		41	Bouteille en verre noir, non bouchée, de 2 litres..........	Id.	» 30		
		43	Capsule vernie vert clair, pour bocaux de 1 litre..........	Id.	» 50	2	
		51	Compte-gouttes normal......................	Id.	» 70	1	
		68	Entonnoir en verre double, de 1 litre...................	Id.	» 40	1	
		69	— — — 50 centilitres................	Id.	» 30	1	
		71	— — — 12 centilitres................	Id.	» 15	1	
		75	Éprouvette à pied, graduée, de 50 centimètres cubes	Id.	2 50	1	Pour distribuer la solution de sulfate de quinine.
		76	— — 20 centimètres cubes	Id.	2 »	1	Pour mesurer la solution de sublimé corrosif concentré au 10°.
30	Appareils et instruments de pharmacie.	88	Flacon, large ouverture, bouché à l'émeri, de 25 centilitres.	Id.	» 50		Dont un en verre jaune.
		89	— — — — de 12 centilitres.	Id.	» 40		
		90	— — — — de 6 centilitres.	Id.	» 30		
		91	— — — — de 3 centilitres.	Id.	» 20		
		97	Flacon, ouverture ordinaire, bouché à l'émeri, de 1 litre...	Id.	» 80		Dont un en verre jaune.
		99	— — — — de 50 centilit.	Id.	» 60		
		100	— — — — de 25 centilit.	Id.	» 50		Dont un en verre jaune.
		101	— — — — de 12 centilit.	Id.	» 40		
		107	Flacon, dit goulot, de 1 litre....................	Id.	» 40	Suivant les besoins.	
		110	— — de 25 centilitres.....................	Id.	» 20		
		111	— — de 12 centilitres.....................	Id.	» 20		
		115	Flacon, dit poudrier, de 2 litres...................	Id.	» 60		
		117	— — de 1 litre...................	Id.	» 40		
		119	— — de 50 centilitres..................	Id.	» 20		
		120	— — de 25 centilitres..................	Id.	» 20		
		121	— — de 12 centilitres..................	Id.	» 10		
		122	— — de 6 centilitres..................	Id.	» 10		
		123	— — de 3 centilitres..................	Id.	» 05		
		124	— — de 1 centilitre..................	Id.	» 05		
		127	Fourneau à gaz à deux foyers....................	Id.	20 »	1	Forme rectangulaire, de 0m,54 de table, avec champignon double pour l'un des foyers et trois entrées à robinet.
		161	Mortier en porcelaine émaillée, de 1 litre.............	Id.	6 »	1	Avec pilon assorti.
		171	Pot cylindrique en grès non vernissé, de 10 litres..........	Id.	» 70		
		172	— — — de 6 litres.........	Id.	» 50		
		173	— — — de 4 litres.........	Id.	» 40		
		175	Pot cylindrique en grès vernissé, de 10 litres..........	Id.	2 40	Suivant les besoins.	
		176	— — — de 6 litres..........	Id.	1 20		Seront fournis avec broche en liège.
		177	— — — de 4 litres..........	Id.	» 80		
		178	— — — de 2 litres..........	Id.	» 50		
		179	— — — de 1 litre..............	Id.	» 30		
		181	Pot de pharmacie avec couvercle, de 1 litre............	Id.	2 50	4	
		198	Seau gradué, de 15 litres, en fer battu étamé............	Id.	5 »	1	

PAR UNITÉ SOMMAIRE.		PAR UNITÉ DÉTAILLÉE.		UNITÉ réglementaire.	PRIX ministériel.	QUANTITÉS fixes constituant l'approvisionnement d'une infirmerie.	OBSERVATIONS.
Numéro	Dénomination.	Numéro	Dénomination.		fr. c.		
30	Appareils et instruments de pharmacie (*suite*)	206	Spatule en fer, à grain et à poudre	Nombre	3 »	1	
		208	— — ordinaire, de 30 centimètres	Id.	1 »	1	
		210	— en os, de 16 centimètres	Id.	» 70	1	
		211	— — de 11 centimètres	Id.	» 60	1	
		231	Trébuchet à pédale sensible au centigramme	Id.	37 »	1	Pour peser 50 grammes. Fléau et contre-platine en acier. Tablette en marbre. Doubles plateaux en nickel. Pince en laiton.
		233	Verre gradué, pour eau distillée, de 250 grammes	Id.	3 »	1	
		235	— — — de 60 grammes	Id.	1 50	1	
31	Objets de couchage	»	Descente de lit	Nombre	» 50	Suivant le nombre de lits.	Longueur : 0m,70. Largeur : 0m,50. Confectionnées avec des couvertures grises, réformées et bordées en ganse de laine rouge.
32	Habillement, linge et chaussure	1	Blouse de corvée	Nombre	4 »	2	
		20	Gilet de flanelle	Id.	5 50	4	
		21	Manches en serge noire (paire de)	Id.	2 »	2	A.
		26	Pantoufles (paire de)	Id.	4 »	Suivant le nombre de lits.	Des pointures 28, 29, 30, 31 et 32.
		27	Peignoir de molleton	Id.	15 »	2	
		29	Sarrau de médecin	Id.	7 »	3	
		30	Tablier d'infirmier	Id.	1 40	6	
		31	— de médecin	Id.	3 »	4	
33	Lingerie de service	6	Serviette de toile pour la toilette	Nombre	1 20	12	
		7	Torchon	Id.	» 70	20	
34	Objets à l'usage des malades	2	Bassin de lit, en porcelaine	Nombre	2 50	2	
		5	Crachoir avec couvercle, en porcelaine	Id.	1 »	10	
		7	Génieux en faïence	Id.	» 20	10	
		8	Lampe-veilleuse, en porcelaine	Id.	1 70	2	Avec sa cafetière et son godet.
		9	Moine en étain	Id.	7 »	1	
		11	Pot à tisane avec couvercle, en porcelaine	Id.	1 80	10	
		12	Seau d'aisance inodore, en cuivre	Id.	45 »	1	Avec lunette mobile et couvercle en bois. Toutefois, jusqu'à épuisement des quantités existantes, ces seaux seront remplacés par des chaises percées avec bassins.
		14	Urinal en verre	Id.	2 50	2	
		15	Vase de nuit, en porcelaine	Id.	1 50	2	

DÉNOMINATION ET CLASSIFICATION DES MATIÈRES ET OBJETS

	DÉNOMINATION ET CLASSIFICATION DES MATIÈRES ET OBJETS			UNITÉ	PRIX	QUANTITÉS fixes constituant l'approvisionnement d'une infirmerie.	OBSERVATIONS.
PAR UNITÉ SOMMAIRE.		PAR UNITÉ DÉTAILLÉE.		réglementaire.	ministériel.		
Numéro	Dénomination.	Numéro	Dénomination.				
					fr. c.		
35	Objets pour le service des bains........	12	Baignoire de bras en zinc................	Nombre	10 »	1	
		16	— de corps en zinc.....	Id.	60 »	1	
		19	— de pieds en zinc........	Id.	8 »	1	
		21	— de siège en zinc........	Id.	17 »	1	
		38	Peignoir en toile........	Id.	3 50	2	
		39	Planchette dite descente de bain........ A.	Id.	1 50	1	
		41	Thermomètre pour les bains........ A.	Id.	2 »	1	
36	Objets pour le service de la buanderie....	20	Lessiveuse avec foyer, pour 6 kil. de linge........ A.	Nombre	26 »	1	Composée de : 1 lessiveuse, 1 foyer en fonte, 1 coude, 3 tuyaux de 0m,33 et 1 tuyau à clef.
		21	— — pour 4 kil. de linge........ A.	Id.	12 »	1	
37	Objets pour le service de la cuisine......	14	Bouilloire en cuivre de 2 litres........ A.	Nombre	6 »	1	
		23	Cafetière à filtre, en fer-blanc, de 2 litres........ A.	Id.	1 70	1	
		36	Casserole en fer battu étamé, avec couvercle, de 4 litres...	Id.	5 »	1	
		38	— — — — de 2 litres...	Id.	2 50	1	
		58	Couteau de cuisine, à émincer, petit........	Id.	1 50	1	
		65	Cuiller à bouillon, en fer battu, de 50 centilitres........	Id.	1 20	1	
		115	Passoire en fer-blanc, petite........ A.	Id.	1 »	1	
38	Objets pour le service de la cave et de la dépense......	26	Entonnoir ordinaire en fer-blanc, de 1 litre........ A.	Nombre	» 70	1	
		32	Main à denrées, petite........ A.	Id.	1 20	1	
39	Objets pour les repas.....	18	Carafe en verre renforcé........ A.	Nombre	» 80	1	Pour l'eau des malades.
		39	Planchette pour les repas........	Id.	3 50	5	
		52	Salière........ A.	Id.	» 50	2	
		64	Verre à boire ordinaire........ A.	Id.	» 30	10	
43	Balances, poids et mesures..........	10	Balance Roberval de la portée de 2 kil....	Nombre	9 »	1	Comprenant : 1 poids de 1 kilog., 1 de 500 gr., 1 de 200 gr., 3 de 100 gr., 1 de 50 gr., 1 de 20 gr., 2 de 10 gr., 1 de 5 gr., 2 de 2 gr., 1 de 1 gr., 8 divisions du gramme et 1 pince.
		14	Boîte de poids de 2 k. 001 en cuivre........	Id.	10 »	1	
		30	Mesure en étain : litre........	Id.	5 50	1	
		31	— — demi-litre........	Id.	4 »	1	
		32	— — double décilitre....	Id.	2 »	1	
44	Chauffage et éclairage.....	1	Abat-jour pour lampe, complet........ A.	Nombre	1 50	1	
		14	Ciseau à lampe, grand........	Id.	2 »	1	
		26	Lampe à alcool, à crémaillère, avec sa bouilloire........	Id.	3 70	1	
		29	Lampe à modérateur, petite........ A.	Id.	7 50	1	
		32	Lanterne carrée, portative, avec lampe et porte-bougie....	Id.	8 »	1	Avec 2 verres de rechange. (Toutefois, des lanternes non réglementaires existant en magasin seront, jusqu'à nouvel ordre, délivrées en remplacement de celles-ci.)
		63	Réchaud ordinaire en tôle........ A.	Id.	3 »	1	

Par unité sommaire		Par unité détaillée		Unité réglementaire	Prix ministériel (fr. c.)	Quantités fixes constituant l'approvisionnement d'une infirmerie	Observations
Numéro	**Dénomination**	**Numéro**	**Dénomination**				
49	Meubles ...	50	Table de nuit pour soldats	Nombre	25 »	Suivant le nombre de lits, à raison de 1 pour 2 lits.	En chêne poli, avec dessus de marbre. Toutefois, les tables de nuit non réglementaires existant dans les magasins seront délivrées jusqu'à nouvel ordre.
50	Objets de bureau	18	Planchette de visite garnie d'un encrier	Nombre	1 50	1	
51	Objets mobiliers et ustensiles en bois	9	Crachoir en bois, doublé en zinc, grand. A.	Nombre	2 25	2	En chêne. Pour corridors.
		10	— — — — petit. A.	Id.	1 50	5	En chêne.
53	Objets mobiliers et ustensiles en métal	1	Arrosoir de salle de 3 litres en fer-blanc	Nombre	1 50	1	
		16	Ciseaux moyens (paire de). A.	Id.	1 50	1	
		22	Cuvette en tôle émaillée.. A.	Id.	8 »	4	
		32	Piton de tringle. A.	Id.	» 10	Suivant les besoins.	
		39	Seau sans couvercle, en zinc, de 15 litres. A.	Id.	3 »	1	
		41	Tringle de croisée, grande, en fer forgé. A.	Id.	1 50	Suivant les besoins.	
54	Objets mobiliers et ustensiles en terre, pierre et verre	4	Cruche en grès. A.	Nombre	1 »	Suivant les besoins.	
		5	Cruchon en grès. A.	Id.	» 30	2	
		6	Cuvette en porcelaine. A.	Id.	1 50	1	
		13	Pot à l'eau en porcelaine. A.	Id.	1 50	1	
		16	Terrine en grès de 10 litres. A.	Id.	1 50	1	
		17	— — de 5 litres. A.	Id.	» 80	1	
		19	— — de 2 litres. A.	Id.	» 40	1	
55	Rideaux, housses et accessoires	3	Embrasse pour rideaux en coton. A.	Nombre	1 »	Suivant la largeur des fenêtres et les besoins.	
		6	Rideau en deux lés, au-dessus de 3 mètres. A.	Id.	12 »		
		7	en — — de 2m,01 à 3 mètres. A.	Id.	8 »		
		8	coton écru — — de 2m et au-dessous.. A.	Id.	6 »		
		9	Rideau en un lé, au-dessus de 3 mètres. A.	Id.	6 »		
		10	en — — de 2m,01 à 3 mètres. A.	Id.	4 »		
		11	coton écru — — de 2 mètres et au-dessous A.	Id.	3 »		

DÉNOMINATION ET CLASSIFICATION DES MATIÈRES ET OBJETS

Par unité sommaire		Par unité détaillée		Unité réglementaire	Prix ministériel	Quantités fixes constituant l'approvisionnement d'une infirmerie	Observations
Numéro	Dénomination	Numéro	Dénomination				
					fr. c.		
57	Tapis (au mètre carré)..	6	Toile cirée pour table............................ A.	Mètre carré	2 50	Suivant les besoins.	
59	Bibliothèques.	»	Formulaire pharmaceutique.........................	Nombre	1 50	1	Ces ouvrages, ayant déjà été l'objet d'une répartition, ne devront plus être portés sur les demandes trimestrielles. Les remplacements seront demandés par lettre spéciale et motivée. Nota. — Des catalogues cotés et parafés par le médecin-chef font connaître la nature, le nombre et la valeur des objets compris sous le n° 59 sommaire, et présentent toutes les subdivisions nécessaires, suivant l'importance des collections.
		»	Règlement sur le service de santé à l'intérieur (2 volumes)	Id.	5 »	1	
		»	— — — en campagne........	Id.	2 50	1	
		»	Archives de médecine et de pharmacie militaires........	Id.	»	la collect.	
		»	Ecole de l'infirmier militaire (1re et 2e parties)............	Id.	» 70	4	
		»	Ecole de l'infirmier et du brancardier militaires (3e partie)....	Id.	» 80	4	
		»	Manuel des pensions...............................	Id.	3 »	1	
71	Objets pour le service de santé en campagne......	31	Botte pour sondes et bougies uréthrales, en fer-blanc.....	Nombre	3 »	1	
»	Objets de consommation	»	Eponges ordinaires................................ A.	Kilog.	15 »	Suivant les besoins.	(1) L'huile et les mèches ne doivent être employées que pour garnir la lampe à modérateur mise à la disposition du médecin. L'éclairage des salles est assuré au moyen des fonds de la masse d'infirmerie.
		»	Huile à brûler (1)................................. A.	Id.	1 20		
		»	Mèches diverses (1)............................... A.	Id.	6 »		
		»	Savonnette ordinaire.............................. A.	Nombre	» 30		
		»	— antiseptique.............................. A.	Id.	» 50		
		»	Verre de lampe................................... A.	Id.	» 25		
		»	Tube en caoutchouc pour fourneau à gaz............. A	Mètre.	1 50		

Paris et Limoges. — Imprimérie militaire Henri CHARLES-LAVAUZELLE